CONSERVATION   AMÉLIORATION

et   de

RÉTABLISSEMENT   LA VUE.

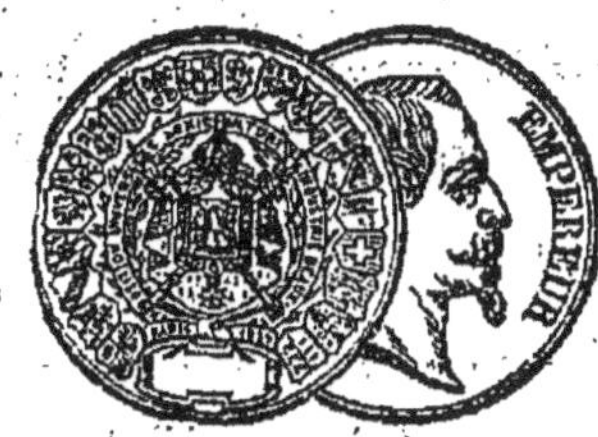

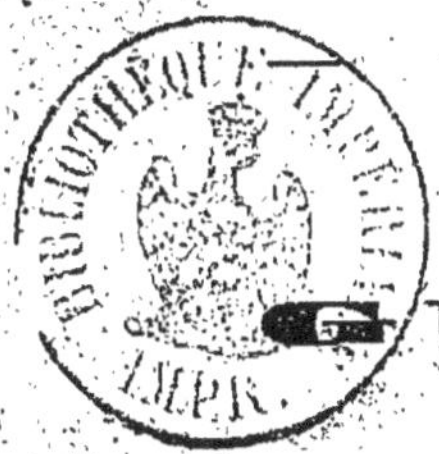

GUÉRISON

DES

MALADIES DES YEUX

AU MOYEN DE VERRES D'OPTIQUE, DE L'ART MÉDICAL,

ET DE L'ÉLECTRICITÉ SOUS DIFFÉRENTES FORMES,

Par M. Blanc, Docteur-Médecin,

et M. Moinet, Opticien - Oculiste.

—◦◦◦—

La vue est sans contredit l'organe le plus précieux que nous possédions ; inestimable trésor, dont on ne connaît véritablement tout le prix que lorsqu'on l'a perdu ; nous devons donc employer tous les moyens possibles pour sa conservation.

De longues années passées dans l'étude particulière des altérations de cet organe nous ont enfin conduits à des résultats certains.

La découverte de verres d'optique pouvant, par leurs formes variées, s'adapter à tous les yeux, et par là remédier à leurs défectuosités, est le fruit de nos nombreux essais.

En offrant ces quelques pages au public, nous avons en vue de démontrer que l'art médical appliqué au traitement des yeux emprunte à l'optique de puissants secours; que nos deux spécialités, malgré leur différence, se donnent la main pour former un tout inséparable; et enfin, d'exposer les cas d'application de nos différents moyens.

L'expérience découlant des cures nombreuses que nous avons faites, les heureux résultats obtenus à l'aide de verres d'optique perfectionnés, des moyens médicaux et de l'électricité, lesquels, employés par nous, ont déjà sauvé beaucoup de personnes de la cécité, les certificats et les remercîments que nous recevons de toutes parts et qui nous parviennent journellement, sont la garantie de la continuation de nos succès.

L'homme, par la nature de sa conformation, étant déstiné à marcher debout, ses yeux se trouvent placés à la partie la plus élevée de la face, situation qui les destine à dominer, à pouvoir être tournés en tous sens et à étendre ainsi leur action fort au loin, plutôt qu'en haut. Sentinelles avancées, ces organes veillent sans relâche à la conservation des parties les plus fécondes et les plus délicates de l'économie; doués d'une sensibilité exquise, ils perçoivent souvent des agents délétères qui ont échappé aux autres organes. C'est l'organe de la vision qui met l'homme en rapport avec les objets ambiants, et qui, après lui avoir fourni la connaissance du monde extérieur, lui apprend à en jouir, et par là ajoute à sa félicité.

L'œil n'est point indispensable à la vie, mais il en fait presque tous les charmes; c'est pourquoi, dans le but de la conservation d'un organe si délicat et si souvent altéré, nous avons cherché à procurer des moyens très-simples de guérison. Ces moyens nous sont révélés par de nombreuses expériences démontrant la possibilité de guérir une grande quantité de maladies des yeux, à l'aide de verres d'optique de courbes diverses et de la galvanisation localisée.

La plus ou moins grande quantité de lumière concentrée par la convexité du verre, fait opérer à l'œil une espèce de réaction qui, le plus souvent, remet à leur place des parties dérangées et fait circuler le sang ou les humeurs qui séjourneraient dans quelques parties de l'œil.

Nous allons donner en abrégé les symptômes de quelques maladies qui, presque toujours, mènent à une cécité complète, si elles ne sont combattues par les secours de l'art.

Amaurose.

Physiologie des différents symptômes de l'amaurose.

L'amaurose est une perte complète ou incomplète de la vision, se manifestant par des symptômes variés, ayant des siéges et des causes divers.

L'amaurose ne détruit pas toujours complètement la vue; elle s'appelle alors incomplète : malheureusement cet état ne reste pas stationnaire et finit par conduire à une cécité absolue.

Lorsque la vue est vague et incomplète, elle se nomme alors *amblyopie amaurotique* ; un des symptômes de l'a·maurose est l'interruption brusque des fonctions de cet organe.

Ainsi que nous l'avons dit, l'amaurose peut débuter spontanément; mais, dans le plus grand nombre des cas, elle annonce sa présence par des symptômes tellement légers, que le malade ne s'y arrête que lorsqu'ils prennent une certaine consistance. Ces symptômes sont une exaltation dans la sensibilité de la vue, au point que les malades ne peuvent supporter la lumière qu'avec peine; l'aspect d'une simple bougie les fatigue, un corps brillant leur donne des vertiges; si les personnes qui en sont atteintes ont fermé les yeux après avoir considéré des corps lumineux, elles conservent la sensation de leur brillant; d'autres voient les corps entourés de rayons diversement colorés, ce que l'on nomme *chropsie*. Il y a des individus qui acquièrent la possibi-

AMÉLIORATION DE LA VUE.

Indépendamment des Verres d'optique destinés au traitement des Maladies des Yeux, M. MOINET, vient de confectionner des Verres de Lunettes en FLINT-GLASS et en VERRE DE LA COURONNE, destinés aux PRESBYTES et aux MYOPES. (On entend par Presbytes les personnes qui voient bien de loin et mal de près, et on nomme Myopes celles qui voient bien de près et mal de loin).

Outre les Verres destinés à la presbytie et à la myopie, on trouvera chez M. MOINET une nouvelle espèce de Verres qui, sous la dénomination de CONSERVES DE BUREAU, conviennent particulièrement aux personnes dont la vue est faible et à celles dont la vue commence à s'affaiblir, et notamment aux personnes assujetties à un travail de cabinet prolongé; car il est à remarquer que la majeure partie des personnes qui se servent de lunettes éprouvent de la fatigue ou de la difficulté à se servir de Verres de mauvaise qualité, et surtout n'ayant pas été choisis par une personne ayant fait une étude particulière de l'organe de la vue. Aussi, ne saurait-on trop engager ceux qui portent des Lunettes à s'adresser à un praticien instruit et expérimenté qui pourra leur procurer des Verres de qualité supérieure, avec lesquels ils obtiendront, sans fatiguer ni affaiblir leur vue (ce qui arrive généralement), un résultat bien supérieur à celui qu'on pourrait obtenir avec des verres communs ou mal choisis.

On trouvera aussi chez M. MOINET un grand choix de Verres fins pour toutes les vues et un assortiment de montures en acier trempé et non trempé, en buffle, en écaille, en caoutchouc, en or et en argent, Pince-Nez, Lorgnons, Binocles et Monocles, Faces-à-Main, etc., etc.

M. MOINET, qui vient d'arriver dans cette ville, où il ne séjournera que peu de temps, recevra les personnes qui voudront bien lui faire l'honneur de le visiter, ou se rendra chez celles qui le feraient demander.

Imp. de E. PRIGNET, à Valenciennes.

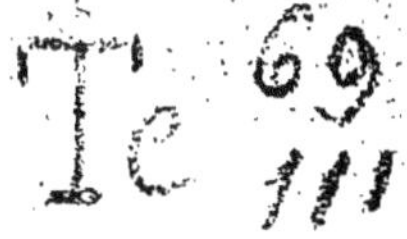

lité de voir dans la nuit; ce qui constitue l'*oxyopsie* ou *galéropie*.

Chez d'autres personnes, au contraire, la sensibilité de l'œil diminue, l'action du nerf optique est plus languissante; les objets leur paraissent comme dans un nuage ou entourés d'un filet. Ces personnes cherchent la lumière; il leur semble recouvrer la vue dans les lieux fortement éclairés; soùvent même on les surprend à considérer le soleil.

Dans d'autres cas, lorsque la maladie se déclare par des sypmptômes d'exaltation ou de faiblesse, les personnes malades sont en proie à des illusions d'optique, à des hallucinations fantasmagoriques; c'est ainsi que quelques-unes aperçoivent, en lisant ou en considérant des objets éloignés, des taches à formes variées, fixes ou mobiles, connues sous le nom de *mouches volantes*. Les chandelles leur apparaissent comme des globes lumineux entourés d'auréoles ou de rayons flamboyants; pendant longtemps ces personnes sont dupes de leurs propres illusions; elles cherchent à faire disparaître les fantômes volants qui les fatiguent; elles sont tellement convaincues de leur réalité, qu'elles pourraient même dessiner l'objet de leur perception.

Il est des cas où la maladie ne se manifeste qu'à certains moments de la journée, au soleil, par exemple : c'est alors la cécité diurne. D'autres cas, au contraire, où le vue, très-bonne dans le jour, se perd dans la nuit : c'est alors la cécité nocturne.

Tous ces symptômes, que nous avons indiqués, peuvent exister ensemble ou séparément ; leur durée peut varier à l'infini, sans augmentation, pendant des années entières ; il y a pourtant des personnes qui ont vu voltiger de petits points pendant plus de dix ans sans que leur vue en soit altérée ; d'autres, enfin, en huit jours deviennent complètement aveugles.

Tout aussitôt que ces symptômes se manifestent, la personne atteinte ne doit rien négliger pour arriver à une guérison certaine, en se prémunissant contre les suites fâcheuses par de prompts remèdes, qui deviendraient impuissants s'ils étaient tardifs.

Ophthalmie.

Les inflammations du globe de l'œil constituent les maladies que l'on nomme *ophthalmies :* elles sont sujettes à différentes divisions.

On observe ordinairement deux périodes dans l'ophthalmie ; cependant il arrive quelquefois que l'inflammation cesse avec la première, ne laissant après elle d'autres traces qu'une exaltation morbide de la sensibilité dans l'organe de la vue. Comme toute autre inflammation, l'ophthalmie est caractérisée par la rougeur, la chaleur, la tuméfaction et la douleur.

Symptômes de la première période.

Indépendamment des signes généraux dont nous

avons parlé, on remarque une tendance continuelle à fermer l'œil et un larmoiement habituel; mais ce dernier symptôme disparaît tout-à-fait dans les inflammations intenses; il ne reste à sa place qu'une sécheresse incommode avec immobilité du globe de l'œil. On observe en outre une *photophobie* ou aversion plus ou moins grande pour la lumière, symptôme qui cesse tout-à-coup quand l'inflammation devient très-considérable, parce qu'il survient parfois une paralysie.

Symptômes de la deuxième période.

L'inflammation une fois parvenue à son plus haut degré, il survient ensuite un *relâchement*; au bout de cinq ou six jours, la douleur et la chaleur des yeux deviennent moins vives; la rougeur que l'on observait pendant la première période éprouve des modifications, la couleur rouge d'abord se rapproche davantage d'un bleu sale ou d'un rouge brun, le malade commence à ouvrir l'œil avec plus de facilité, il supporte plus aisément la lumière, les sécrétions se rétablissent, mais leurs produits sont altérés dans leur composition.

Ces maladies sont produites par des causes variées; les plus fréquentes sont : une atmosphère impure, l'introduction de corps étrangers dans l'œil, une lumière trop vive, un passage brusque du grand jour à l'obscurité, l'exposition prolongée des yeux à la lumière réfléchie par des objets d'une blancheur éclatante, l'exposition à un courant d'air, l'usage intempestif des lunettes, les suppressions d'écoulements sanguins, tels que les hémoroïdes, les menstrues et les hémorrhagies nasales ; l'irritation produite par la dentition, chez les enfants, peut aussi occasionner une ophthalmie.

Les inflammations qui envahissent le globe de l'œil en totalité sont presque toujours suivies de suppuration et même de gangrène, et c'est ce que l'on nomme *ophthalmie purulente*.

A son début, l'ophthalmie est facilement combattue par un traitement anti-phlogistique, souvent même par la seule action des verres d'optique.

Fistule lacrymale.

L'inflammation du sac lacrymal est une maladie excessivement fréquente, qui ne doit pas être négligée, non à cause de sa gravité, mais parce qu'elle est la cause originelle et fondamentale de toutes les différentes maladies de l'organe lacrymal.

Elle est très commune dans les épidémies de grippe et d'angine; enfin elle peut être le résultat de violences extérieures.

La maladie se développe tantôt d'une manière franche et aiguë, et tantôt d'une manière lente et insidieuse. L'inflammation du sac lacrymal n'est jamais restreinte au sac seulement, la membrane muqueuse du nez et la conjonctive sont aussi toujours affectées.

Symptômes.

Quand la maladie est franche et aiguë, elle présente les symptômes suivants : le malade éprouve une douleur d'abord légère, puis forte et lancinante vers l'angle interne de l'œil; puis il se manifeste une tumeur circonscrite grosse comme un grain de café ou un haricot, les paupières s'enflamment, et surtout l'inférieure; la membrane pituitaire est desséchée comme dans le rhume.

Dans l'état plus avancé, la tumeur du sac disparaît, et ces symptômes s'accompagnent de fièvre, de frisson, et d'un malaise général. Mais le plus souvent il n'y a que diminution dans les symptômes, et la maladie passe à l'état chronique; la persistance de l'inflammation amène inévitablement la suppuration.

Lorsque la maladie revêt une marche longue et insidieuse, elle commence par une sécheresse insolite de la narine, les yeux sont collés le matin, les paupières douloureuses, rouges et impressionnables à l'air du matin, les larmes, pour peu qu'elles soient en abondance, se répandent sur la joue, le sac devient le siége d'une douleur obscure, les larmes ne passent plus par le nez, le sac s'enflamme, la peau rougit, et il se maniteste un abcès.

Que sa marche soit aiguë ou lente, elle peut facilement passer à l'état chronique; alors il ne se manifeste pas d'abcès, le sac reste peu volumineux, distendu ;

quand on le presse, on fait refluer des larmes et du pus par le conduit nasal.

L'inflammation du sac lacrymal est une maladie peu grave quand on obtient sa résolution complète, ou, lorsqu'après avoir évacué le pus, l'ouverture ne reste point fistuleuse; malheureusement, comme nous l'avons dit plus haut, cette inflammation est la cause efficiente et génératrice de toutes les affections des organes lacrymaux. Ainsi la plaie peut rester fistuleuse et ronger toute la paupière et même la bulbe oculaire, le sac conserver une inflammation chronique, et le canal nasal s'obstruer complètement

Cette maladie, très-légère à son apparition, mais ordinairement négligée, atteint trop souvent un haut degré de gravité, alors que l'usage des résolutifs l'eût facilement anéantie à son début.

Cataracte.

On nomme cataracte tout obscurcissement du cristallin qui s'oppose plus ou moins à ce que les rayons lumineux pénètrent jusqu'au nerf optique.

L'âge avancé est en général considéré comme prédisposant au développement de cette affection. La cause prédisposante, le plus souvent, a son principe d'action dans un âge peu avancé, et ensuite les progrès de la maladie marchent avec l'accumulation des années. Ainsi, les uns auront abusé de leur vue, soit par suite de leur profession, soit par imprudence; d'autres, dans leur jeune âge, auront reçu des coups à la tête, à la suite desquels la vue aura commencé à s'affaiblir; d'autres, enfin, auront été affectés d'ophthalmie aiguë ou chronique.

Il est aussi reconnu que l'influence de l'hérédité joue un grand rôle dans la production de cette maladie de l'organe de la vision ; il n'est même pas rare de trouver des enfants du plus bas âge atteints de cataracte; on voit aussi des familles entières y être sujettes. L'action prolongée sur les yeux d'une vive lumière, une chaleur intense influent aussi sur cet organe, comme cela s'observe particulièrement chez les *verriers* et les *fondeurs*, en un mot, chez toutes les personnes qui travaillent à l'ardeur du soleil ou à des foyers ardents.

Symptômes.

Les signes qui accompagnent ordinairement la cataracte, quand elle se développe lentement, sont les suivants : les objets se montrent aux malades enveloppés d'un brouillard et lui paraissent sales et comme couverts de poussière ; bientôt ils croient voir voltiger dans l'air des mouches noires, des réseaux, des stries, etc. Ces corps sont fixes relativement à l'axe visuel, tandis qu'ils paraissent se mouvoir chez les amaurotiques, lors même que l'œil est en repos; la flamme des bougies paraît comme entourée d'un brouillard blanchâtre, et lorsque la cataracte est plus avancée, le malade n'aperçoit plus la flamme elle-même, mais seulement l'auréole dont elle est entourée.

Quand la cataracte est peu avancée, le malade lit mieux à la vive lumière qu'au crépuscule; plus tard l'effet contraire se produit.

En général, en deux années, l'opacité du cristallin peut devenir complète; il arrive aussi quelquefois qu'une cataracte ayant marché d'une manière lente, insensible et graduelle, prend subitement une vive intensité, de telle sorte qu'en peu de jours, en peu d'heures même, la cécité devient absolue.

Les deux yeux sont également sujets à cette affection; il est à remarquer pourtant que très-rarement il arrive qu'ils soient affectés simultanément; ce n'est que successivement que la maladie envahit les deux yeux; la vue est quelquefois éteinte complètement dans un œil, tandis que dans l'autre elle est à peine troublée.

Tant que l'opacité est peu considérable, le meilleur moyen curatif est l'usage des verres d'optique disposés pour cette affection, et qui, par leur action sur le cristallin, dissipent l'opacité qui le couvre et lui rendent sa transparence primitive. Plus tard il faut recourir aux pommades absorbantes, et, dans le cas d'opacité complète, à l'opération.

Myopie.

On entend par myopie une anomalie de la vue qui ne permet point aux individus qui en sont affectés de voir les objets aussi loin qu'avec une vue normale; ainsi le myope ne perçoit les objets de petite dimension que quand ils sont très près de lui; à une distance relative le myope a une bonne vue, c'est-à-dire que la perception s'exécute d'une manière aussi nette que dans l'état naturel.

On peut facilement reconnaître les personnes qui sont myopes à leur regard, à leurs manières et à leurs goûts ou habitudes : ainsi elles écrivent toujours très-fin, préfèrent les livres imprimés en petits caractères, elles regardent les objets de très près, et ne se servent souvent que d'un seul œil; mais cette habitude est occasionnée par l'inégalité de perception dans l'organe, ce qui trouble la vision quand elles se servent des deux yeux à la fois; aussi l'œil qui est le moins exercé est souvent atteint de strabisme et peut devenir amaurotique. Les myopes clignottent et ont l'habitude, quand on leur parle, de tenir les yeux baissés.

Non-seulement les myopes ne voient les objets qu'à une distance très-rapprochée, mais encore ils préfèrent aussi une faible lumière à un grand jour; il n'est pas rare d'en voir qui lisent à la clarté de la lune avec plus de facilité qu'avec une belle et vive lumière qui, du reste, les fatigue extrêmement.

La cause de la myopie est due à ce que les rayons lumineux se trouvent rassemblés avant d'être en contact avec la rétine, et quand ils arrivent sur cette membrane, ils sont réfractés de nouveau trop brusquement, ce qui occasionne une image plus ou moins confuse. Voici comment on explique ce phénomène : la cornée étant trop saillante et le cristallin trop convexe, ou bien l'humeur aqueuse trop abondante, toutes ces circonstances réunies donnent aux individus atteints de cette défectuosité un œil très-saillant. Cette difformité de l'œil ne peut pas se guérir; mais avec le secours des verres, le myope peut voir aussi bien de loin que le presbyte.

Il est nécessaire pour cela que les verres soient bien choisis et que leur concavité soit bien en harmonie avec le globe oculaire; car, dans le cas où le myope prendrait un verre trop ou pas assez concave, la vue pourrait considérablement s'altérer.

Presbytie ou Presbyopie.

Si la myopie est le partage de la jeunesse, la presbyopie, comme nous l'avons dit, atteint les personnes avancées en âge. Chez les vieillards, elle est très commune à cause de la diminution des humeurs de l'œil et de l'affaiblissement du cristallin. Il y a presbytie chez un individu quand il ne peut voir les objets ordinaires qu'à une distance dépassant 60 centimètres, Cette maladie est incurable; mais on peut y remédier avec le secours de verres d'optique, en donnant aux verres une convexité en harmonie avec la forme de l'œil pour rapprocher les rayons lumineux plus ou moins près de la rétine.

Strabisme.

On donne ce nom à une direction vicieuse des bulbes oculaires qui détruit le parallélisme de leurs axes ; cette maladie est très fréquente et défigure plus d'un joli visage.

Bien que l'œil puisse se diriger dans divers points et exercer au besoin des mouvements de rotation, il revient toujours à son axe parallèle, lorsqu'une cause quelconque n'en entrave pas le retour ; mais si les attaches qui maintiennent cette vue dans un état normal sont altérées dans leur force, leur insection ou leur action, le parallélisme est détruit à l'instant ; ainsi nous avons vu des blessures faites aux muscles de l'œil produire instantanément un strabisme complet.

Quand le strabisme n'a lieu que sur un œil, on le nomme monocle, et binocle pour les deux yeux, convergent lorsque les deux yeux sont tournés vers le nez, et divergent lorsqu'ils s'en éloignent, enfin strabisme mixte quand un œil est divergent et l'autre convergent.

Non-seulement le strabisme est un vice quant à la

forme, mais encore quant à la fonction, et il est des yeux tellement déviés que, non-seulement ils ne peuvent servir à la vision, mais encore il se produit sur l'autre œil des symptômes de diplopie et d'amblyopie; c'est ce qui oblige un grand nombre d'individus atteints de strabisme à un seul œil de fermer l'œil complètement dévié; par ce moyen, ils voient bien, mais l'œil dévié le devient de plus en plus.

On détruit facilement le vice de cette maladie en très peu de temps avec nos verres, disposés pour ce genre d'affections ; la guérison est toujours certaine chez les enfants. Pour les adultes, la section nerveuse nous offre un moyen infaillible.

C'est donc à ces différentes affections que nous avons consacré de longues années d'étude ; nous le répétons avec conscience, le résultat n'est pas douteux, et les guérisons nombreuses obtenues par notre nouveau système seront pour nous la récompense de nos veilles, en nous apportant cette satisfaction que tout homme doit éprouver, alors qu'il se rend utile à ses semblables.

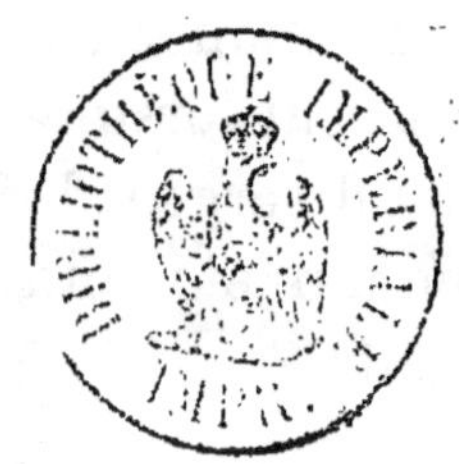

Imp. de E. PRIGNET, à Valenciennes.

TRAITEMENT DES MALADIES DES YEUX

par M. BLANC, docteur-oculiste, et M. MOINET, opticien-oculiste.

Messieurs BLANC et MOINET viennent de découvrir, après vingt années de recherches, des verres d'optique, avec lesquels toutes les vues altérées ou affaiblies, obtiennent les plus grands résultats.

Ils doivent leur réputation, tant à leur science qu'à leur habileté à appliquer aux diverses altérations de la vue, des verres d'une rare perfection. Les succès qu'ils ont obtenus dans les diverses villes qu'ils ont parcourues, et les éloges qu'ils leur ont valu de la part des journaux tant de Paris que des départements, les recommandent d'une manière toute spéciale aux presbytes, aux myopes, et enfin à tous ceux dont la vue est affaiblie.

Genres de vues pour lesquelles ces verres sont spécialement fabriqués.

Vues qui voient bien de loin et mal de près. — Vues à qui il semble que les objets qu'elles voient de près se dédoublent et divergent. — Vues troubles couvertes de nuages.— Vues qui, par instant, voient voltiger de petits points noirs.—Vues abîmées par l'emploi des verres ordinaires.— Vues atteintes de strabisme ou faiblesse de l'un des yeux, ce qui occasionne des vues louches. — Vues dont un œil est plus fort que l'autre.—Vues usées par l'âge.—Vues où le nerf optique est trop faible pour embrasser les objets, ce qui occasionne des écoulements d'eau. — Vues où un œil est myope et l'autre presbyte.—Vues qui supportent avec peine les rayons du soleil et le grand air. — Vues dont les yeux sont entourés de sang.—Vues qui voient les objets doubles. — Vues qui voient bien de loin et mal ou pas du tout de près. — Vues qui voient mal de près et de loin. — Vues opérées de la cataracte.—Vues dont les paupières sont enflammées. — Vues qui n'aperçoivent plus qu'un peu et qui seraient abandonnées des autres oculistes.— Généralement lunettes pour toutes espèces de vues.

Comme les maladies des yeux ne peuvent se guérir toutes par le seul secours des verres d'optique, M. BLANC, docteur-oculiste, opère et traite par des procédés nouveaux.

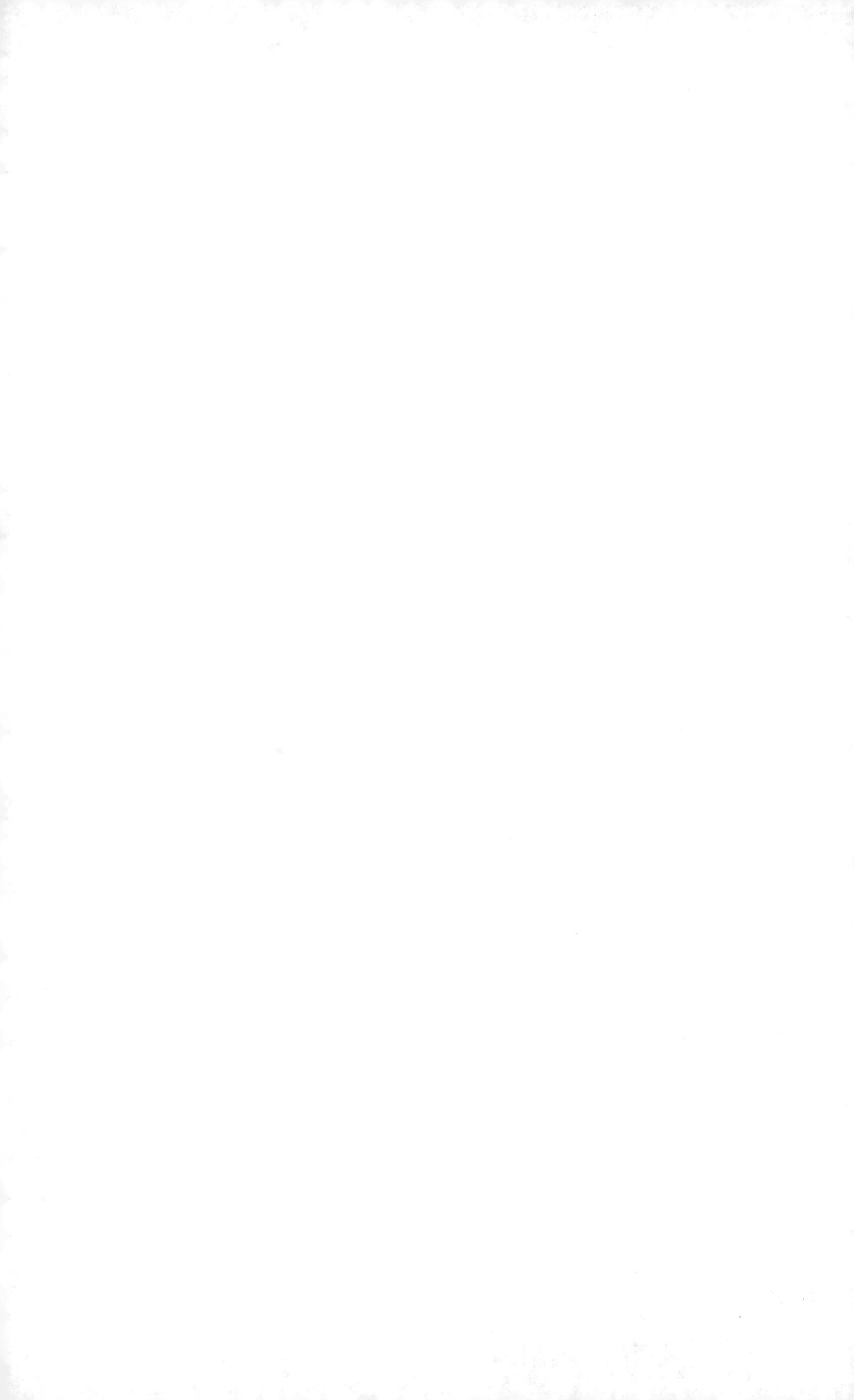